PLAN

D'ORGANISATION

HYGIÉNIQUE ET MÉDICALE

POUR LES COLLÉGES ROYAUX,

PAR POUGET,

Docteur Médecine, Ex-Médecin de l'École de Sorèze, Inspecteur des Bains de mer de Royan, Membre de la Société royale de Médecine de Bordeaux, et Membre correspondant de celle de Toulouse, etc., etc.;

ET VALAT,

PROFESSEUR DE MATHÉMATIQUES

AU COLLÉGE ROYAL DE BORDEAUX,

Membre de l'Académie royale des Sciences, Lettres et Arts de la même ville.

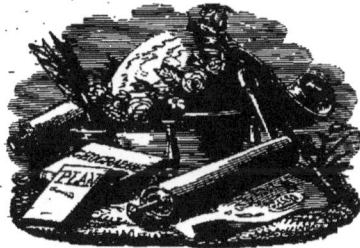

A BORDEAUX,

DE L'IMPRIMERIE DE HENRY FAYE,

RUE DU CAHERNAN, N.° 44.

—

1838.

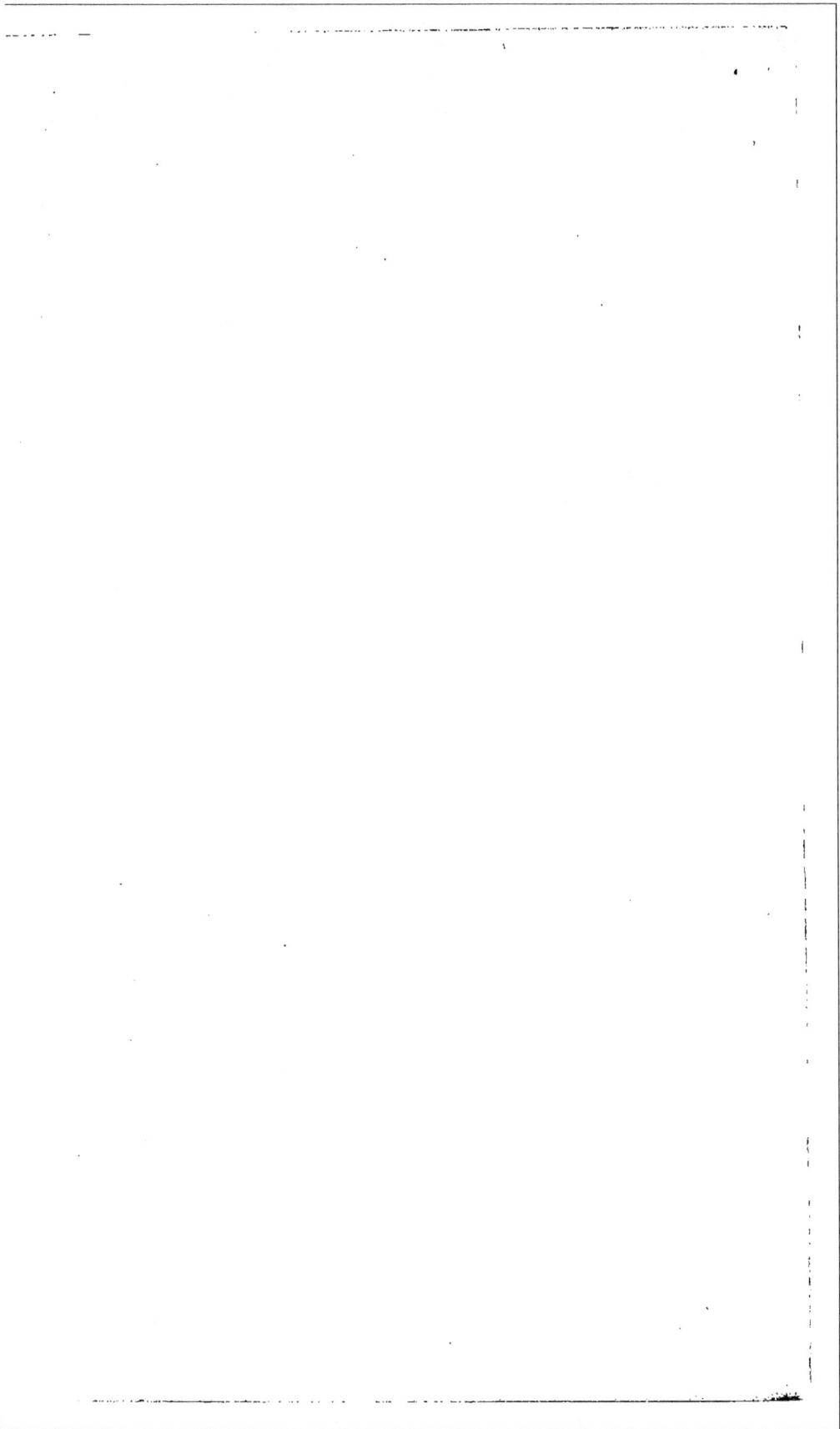

$T_c'\,\dfrac{43}{3}$

PLAN

D'ORGANISATION

HYGIÉNIQUE ET MÉDICALE

POUR LES COLLÉGES ROYAUX,

PAR POUGET,

Docteur en Médecine, Ex-Médecin de l'École de Sorèze, Inspecteur des Bains de
mer de Royan, Membre de la Société royale de Médecine de Bordeaux,
et Membre correspondant de celle de Toulouse, etc., etc.;

ET VALAT,

PROFESSEUR DE MATHÉMATIQUES

AU COLLÉGE ROYAL DE BORDEAUX,

Membre de l'Académie royale des Sciences, Lettres et Arts de la
même ville.

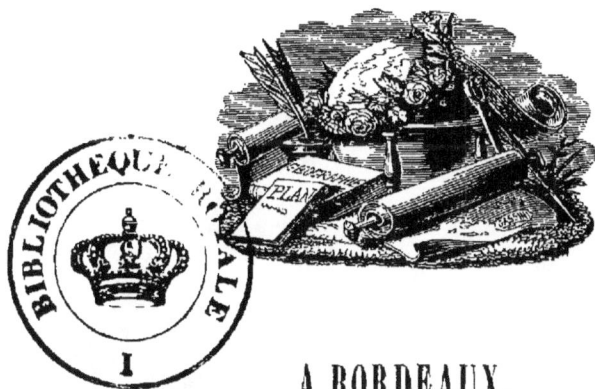

A BORDEAUX,

DE L'IMPRIMERIE DE HENRY FAYE,

RUE DU CABERNAN, N.º 44.

—

1838.

La nécessité de mettre en harmonie l'éducation physique et l'éducation intellectuelle de l'enfance est profondément sentie depuis longtemps; aussi les plans n'ont pas manqué pour l'exécution d'une œuvre que réclamaient des intérêts si chers : mais la plupart spécieux en théorie ont échoué dans la pratique, soit par la difficulté réelle de concilier avec les travaux intellectuels, après tout les plus importants, les soins hygiéniques prescrits pour le développement des organes, soit à cause des craintes fondées qu'inspire la proposition d'une réforme radicale. Nous aussi, recueillant les enseignements d'une longue expérience acquise à l'école de Sorèze et dans divers colléges de l'université, avions, dans un ouvrage spécial, exposé des vues systématiques formant un ensemble complet de prescriptions hygiéniques à introduire dans l'éducation; l'insuccès des tentatives faites dans le même but nous a é-clairés sur l'inconvénient d'entreprendre la solution complète du problème, en risquant de faire une part trop large à l'éducation physique. Alors renonçant à une critique sans uti-lité, nous avons pris le parti de proposer, dans ces courtes considérations, les améliorations qu'il est facile d'apporter au système actuel de l'éducation, sans en troubler l'économie.

Persuadés que le temps et l'expérience a-chèveront notre œuvre, nous soumettons avec confiance ce *Plan d'organisation* au Ministre de l'Instruction publique, au Conseil royal, enfin à tous les hommes distingués qui peuvent en apprécier le mérite et en favoriser l'adoption.

PLAN

D'ORGANISATION

HYGIÉNIQUE ET MÉDICALE

POUR LES COLLÉGES ROYAUX.

L'homme naît le plus faible des animaux ; son enfance est si longue que, seule, elle prouve qu'il est fait pour la société de ses semblables : c'est elle qui crée réellement la famille en resserrant des liens formés souvent par le caprice ou le hasard, et en fixant les affections de deux êtres sur une créature qui réclame toute leur

sollicitude. L'homme est donc élevé pour la société et par la société, double condition de son
existence, qui détermine sa destinée actuelle et
son avenir. En effet, si la société donne à l'enfance des aliments, à l'adolescence l'éducation,
plus tard elle lui demande compte des soins dont
elle l'a entouré. Aussi la façonne-t-elle de bonne
heure au joug, la préparant au service qu'elle
en attend. Cependant gardons-nous de lui en
vouloir, car elle aussi obéit à d'impérieuses né-
cessités qui la poussent vers le but qu'elle doit
s'efforcer d'atteindre, sous peine de dissolution.

Remarquons-le bien : plus une société gagne
en civilisation, plus elle devient exigeante. Com-
ment pourrait-elle, en effet, accroître ses jouis-
sances, sans faire à la science, aux arts, à l'in-
dustrie des emprunts continuels, sans demander
des procédés nouveaux pour de nouveaux besoins ? C'est ainsi que l'éducation devient une
œuvre d'autant plus compliquée, que nous nous
éloignons davantage de l'état de barbarie. Toutefois, lorsqu'elle impose à la jeunesse une tâche
plus longue et plus laborieuse en lui ouvrant ses
écoles, ses ateliers, elle perfectionne en même
temps ses méthodes, et rend le travail plus facile pour l'obtenir plus complet. On sait d'ailleurs
que l'exercice développe les forces intellectuelles
comme celles du corps. Mais dans ses prévisions,

ne méconnaît-elle pas souvent la sage réserve dont on doit user même lorsqu'on marche vers le bien ?... Ne court-elle pas le risque de détruire son propre ouvrage en voulant le perfectionner ?... La destinée des générations qui s'élèvent est entre ses mains. A-t-elle suffisamment pris en considération les phénomènes physiologiques qui s'accomplissent pendant la durée de l'éducation ?.... Nous ne le pensons pas, et c'est remplir un devoir que de l'en avertir sans l'accuser ; car, comme les individus, parfois elle fait fausse route à son insu. Essayons de lui indiquer en quoi sa direction nous paraît devoir être modifiée.

L'homme est à la fois esprit et matière : de là dans cet être double s'opère un double développement qui exige une double éducation. Nous savons ce qu'il devient par l'éducation intellectuelle, la seule qu'on ait pris jusqu'à présent en sérieuse considération. Mais la nature nous avertit à sa manière du danger d'oublier l'éducation physique. Ce n'est pas seulement un être incomplet que fera l'un de ces systèmes à l'exclusion de l'autre ; c'est, dans bien des cas, un être dégradé qui, par sa faiblesse, s'isole de la société, quand celle-ci n'est pas obligée de l'en détacher violemment, en raison de la brutalité de ses penchants. Il faut donc élever le

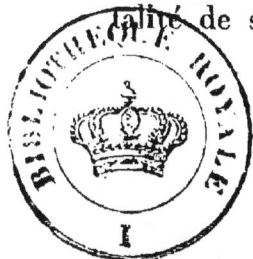

corps avec l'âme, et cela simultanément, sans que l'un souffre des soins accordés à l'autre. Cependant chacune de ces éducations doit avoir son principe et des procédés distincts qui découlent de sa nature. Que l'organisation influe puissamment sur le développement de l'intelligence des enfants, qu'à son tour l'intelligence réagisse fortement sur l'organisation, c'est ce que personne ne songe à contester; et pourtant, si cette influence réciproque n'est pas mise en doute, d'où vient que l'on agit comme si elle n'existait pas? Les anciens l'avaient connue, appréciée, et l'on sait par combien de soins ils cherchaient à augmenter la vigueur du corps; aussi quelles âmes fortement trempées sous des organisations de fer! Les modernes n'ignorent pas les enseignements de l'antiquité; ils ne nient pas l'importance que l'on doit y attacher. Tant de bons livres ont été faits pour éclairer le public, tant de préceptes lui ont été adressés, qu'on ne saurait l'accuser de pêcher par ignorance : et pourtant qu'a-t-on fait jusqu'à présent? que fait-on encore de nos jours pour satisfaire aux besoins de l'éducation physique? Il n'est personne qui ne comprenne que tout donner aux travaux de l'esprit avec les systèmes généralement adoptés, ou subordonner les exercices intellectuels à la gymnastique du corps, sont deux excès également dangereux.

L'étonnante fécondité de nos écrivains réformateurs à produire de nouvelles méthodes d'éducation prouve donc qu'insoucieuse ou préoccupée, notre société s'inquiète peu du sort des générations futures.

La question des grandes lignes de communication par canaux ou chemins de fer est belle assurément, et vaut bien la peine qu'on s'en occupe ; mais la question de l'éducation est-elle donc si légère ou si frivole, qu'on doive la négliger à ce point ? Sous les rapports matériels et positifs n'a-t-elle pas toute la gravité nécessaire pour exciter la sollicitude de notre siècle ?

On nous accordera sans peine que le développement progressif de l'organisation exerce une influence sensible sur toutes les phases intellectuelles de l'enfance, que cette influence se prolonge dans l'adolescence jusqu'à la fin des travaux qu'exige notre éducation sociale ; mais on nous dira peut-être que les procédés actuels ne l'ont pas méconnue, parce qu'on aura établi dans certains collèges quelques appareils gymnastiques ; et cependant rien de plus vrai.

En distinguant avec soin les théories exposées dans nos livres, des méthodes adoptées dans nos collèges et nos principaux établissements, il serait facile de prouver que les exercices intellectuels ne peuvent s'adresser qu'à des enfants non

seulement bien portants, mais encore bien cons-
titués ; et notez bien que c'est en effet la première
condition qu'on exige de l'élève présenté au collége, que telle est encore la condition préala-
ble d'admission imposée à tous les candidats pour
les écoles spéciales du gouvernement, comme
l'école polytechnique, l'école de Saint-Cyr et
autres. Aussi, dans quelle triste et fâcheuse position se trouvent les enfants plus ou moins
maladifs ! Ceux-ci souvent atteints d'indispositions tantôt graves, tantôt légères, sont forcés
d'interrompre leurs études, et vont languir dans
une infirmerie pour y prendre le repos qui leur
est nécessaire, ou retrouver la santé qu'ils ont
perdue. Ces fréquentes interruptions amènent
d'abord une faiblesse croissante dans les travaux
intellectuels, bientôt ce dégoût invincible de
toute étude sérieuse, qui semble la suite ordi-
naire de l'état maladif. Combien ne voit-on pas
d'enfants qui, après avoir lutté vainement contre
les difficultés d'une organisation délicate, aban-
donnent pour toujours des études ébauchées à
peine, condamnés par l'imperfection des méthodes à l'ignorance, et ce qui en est la consé-
quence, à une fâcheuse inaction dans l'impuis-
sance où ils se trouvent de remplir un rôle actif
dans la société ? Cette catégorie est en réalité
bien plus nombreuse qu'on ne le croit vulgaire-

ment, comme le prouve le résultat de nos observations journalières faites depuis plus de vingt années. Mais nous pouvons sans avoir recours à des calculs toujours suspects, dès que les éléments n'en sont pas vérifiés immédiatement, atteindre, en quelque façon, à la démonstration des faits par les réflexions suivantes :

Examinons les enfants de nos colléges, où nos observations sont plus faciles et plus générales par la régularité de la discipline qui les distingue : nous y apercevrons sans peine trois catégories d'enfants; la première, la moins nombreuse, est celle des enfants d'une santé parfaite et d'une constitution vigoureuse, qui suivent sans trouble, sans hésitation les divers exercices intellectuels établis dans la maison : on remarquera généralement qu'ils sont à la tête de leurs classes. La deuxième comprend ceux qui, sans être souvent malades, ont une constitution délicate; ils ont souvent de grands succès, mais souvent aussi ils s'épuisent en vains efforts pour conserver leur supériorité; leur état devient alors plus fâcheux que s'ils avaient obéi à l'indication de la nature, en interrompant leurs travaux intellectuels pour laisser à l'organisation la faculté d'accomplir son œuvre. La troisième catégorie, enfin, se compose de ceux qui ont à lutter sans relâche contre un principe morbifique ; dans leur existence tourmentée, la nature combat tout entière en faveur du développement des organes, et semble ajourner tout effort en faveur des facultés intellectuelles; de là résultent, non-seulement des insuccès plus prononcés, mais encore une altération parfois si grave dans leur santé, que leur vie est compromise, si ce n'est immédiatement, du moins pour un avenir plus ou moins éloigné.

Il est aisé de contester le plus ou moins de gravité de ces faits; tel voit le mal moindre qu'il n'est, tel autre l'exagère sans le vouloir; mais le nier, c'est chose impossible. Or, quand même on réduirait fort au-dessous de la vérité le nombre des individus qui appartiennent aux deux dernières catégories, n'y aurait-il pas toutefois un grand malheur à réparer?

Pourquoi laisserions-nous subsister une pareille lacune dans l'éducation de la jeunesse, sans essayer de la remplir? une harmonisation entre les deux sortes d'éducation intellectuelle et physique aurait-elle été jugée impossible et abandonnée comme un beau rêve de philantropie?..... Nous sommes tentés de le croire. Quoiqu'il en soit, le temps nous semble opportun pour réaliser cette pensée de progrès, puisqu'il n'est pas question de renverser, puisque le système actuel est en quelque sorte préparé à recevoir la réforme que nous proposons. D'ailleurs la modification que semble réclamer le mode d'éducation adopté dans l'université serait-elle partielle, qu'elle serait encore un grand bienfait. Rendre pour ainsi dire à la société une foule d'êtres que la nature semble condamner à une sorte d'ilotisme, améliorer le sort de plusieurs en leur donnant le moyen d'achever l'œuvre importante de leur éducation qu'ils désespéraient de mener à son terme; faciliter le travail de ceux qui ne l'achèvent pas sans fatigue et sans péril, tels sont les services que nous attendons de la réalisation de nos vues.

Ajoutons que le gouvernement s'est mis dans la nécessité de satisfaire à cette double condition de l'enseignement, non pas d'une manière générale seulement à l'égard des établissements universitaires placés sous son patronage, mais d'une manière spéciale, quand il adopte les fils de nos anciens militaires ou de fonctionnaires sans fortune, à titre de *boursiers*. On sent bien que l'instruction qu'il leur donne n'est qu'un moyen, non un but : c'est un avenir qu'il prétend leur assurer en reconnaissance des services rendus à l'État par leurs pères dont il prend la place; il les élève, les suit dans leurs progrès, jusqu'à l'âge de dix-huit ans, époque de la vie où s'ouvre devant eux la carrière à laquelle les

appellent leurs goûts et leur capacité. Or, n'est-
ce pas perdre complètement le fruit de tant de
soins et de tant de sacrifices que d'ébaucher une
éducation, qu'une constitution faible vient arrê-
ter, ou de la donner complète avec une organisation si frêle, qu'elle rend le sujet impropre
aux diverses spécialités qu'il leur offre, puisque,
comme nous l'avons dit, une bonne constitution
est une condition indispensable de leur admission? Nous sommes loin d'accuser le gouvernement d'indifférence ou de mauvaise foi : s'il se
trompe dans ses intentions bienfaisantes, c'est
que l'état de l'instruction publique ne lui permet
pas de faire mieux ni autrement ; mais on lui
reprocherait justement de négliger les moyens
que l'on met à sa disposition d'achever son œuvre de bienfaisance et de justice.

La gravité de ces considérations dont nous sup-
primons à dessein le développement bien appréciée, examinons ce que fait l'Université pour l'é-
ducation physique, lorsque tous les jours elle
augmente ses exigences pour l'éducation intellectuelle.

Elle confie tous les détails de l'instruction à
des maîtres d'études et à des professeurs ; tandis que l'administration, la discipline, la haute
surveillance est entre les mains des censeurs,
proviseurs, inspecteurs d'académie, inspecteurs

généraux : tous ont un rôle spécial qui a pour objet principal le progrès intellectuel : cependant plusieurs d'entre eux ont d'autres fonctions encore ; les censeurs, les inspecteurs doivent veiller à certains intérêts physiques, s'assurer, par exemple, si la nourriture est saine et assez abondante, si les élèves sont tenus proprement, en un mot si l'état sanitaire est satisfaisant ; mais l'on sait que les inspecteurs passent rapidement et que leur visite est toujours prévue : leur influence sous ce rapport est donc presque nulle. Quant au censeur qui vit constamment au milieu des enfants, les suit dans tous les exercices de la maison, toujours en contact avec les maîtres d'étude d'un côté, les professeurs de l'autre, c'est lui qui les connaît le mieux, et recueille les documents les plus nombreux sur leur compte. Or, qu'il les apprécie moralement et sous les rapports intellectuels, ce n'est pas douteux ; mais ce qui est très-douteux, impossible même, c'est qu'il les connaisse physiologiquement, soit parce qu'il n'a pas reçu mission pour cela, soit parce qu'il n'est pas tenu de posséder les connaissances physiologiques et médicales qui lui seraient indispensables.

Il n'est qu'un homme qui puisse s'acquitter convenablement de cette tâche spéciale : c'est le médecin de l'établissement qui, jusqu'à présent, n'a qu'un rapport accidentel avec ceux des élèves qui passent à l'infirmerie : or, est-ce là, nous le demandons, étudier pour connaître l'état physique des enfants ? les uns ne le verront presque jamais, bien que portant en eux le germe d'une maladie qui se développera plus tard ; d'autres le voient si rarement, que le souvenir des affections et indispositions passées s'efface et s'oublie sans retour ; enfin plusieurs se présentent trop souvent à ses yeux : dégoutés à tort ou à raison de leurs travaux intellectuels, ils sont ordinairement renvoyés après un examen insignifiant. Parmi ces derniers, pourtant, il en est réellement d'incapables par la faiblesse de leur organisation, des efforts qu'on obtient de leurs condisciples bien portants ; hors d'état de répondre aux exigences de leur professeur, ils se découragent, prennent le travail en horreur et se font parfois chasser du collége : ainsi se perdent des jeunes gens que le repos, une nourriture plus succulente, des encouragements mieux que des punitions, rendraient plus confiants, plus dociles, plus laborieux.

Si le médecin apprenait à connaître par de fréquents examens et des visites régulières tous les élèves sans distinction ; si, d'accord avec le censeur, il recueillait les observations que lui suggèrent ses connaissances physiologiques à leur entrée dans la maison, puis à des époques déterminées, certes il composerait non-seulement une clinique précieuse et intéressante d'une manière absolue, qui hâterait les progrès de la science, mais encore utile et profitable en grand nombre de circonstances ; ce tableau statistique servirait même aux élèves bien portants, en rendant raison de l'intermittence remarquée chez plusieurs : en travaillant pour la santé des enfants, ce qui est un devoir, on travaillerait en même temps à faciliter leurs progrès intellectuels, et la physiologie de l'homme y gagnerait des observations d'une haute importance. Nous croyons donc utile et nécessaire de formuler le plan suivant d'organisation hygiénique et sanitaire, qui nous semble suffisamment justifié par les considérations précédentes.

1° Dans tous les établissements d'éducation, le médecin ne sera pas seulement appelé à traiter les malades; mais il devra être consulté dans toutes les questions d'hygiène de manière à remplir à l'égard de l'éducation physique les fonctions exercées par le censeur pour l'éducation intellectuelle.

2° Assisté du censeur, le médecin examinera chaque élève à son entrée dans l'établissement. Il dressera procès-verbal des faits observés sur deux registres, dont un demeurera entre les mains

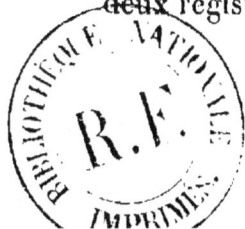

du censeur, et l'autre sera déposé à l'infirmerie

3° Il sera procédé une fois par trimestre à pareille inspection, et tenu compte sur les deux registres précédents des modifications survenues dans l'état sanitaire de chaque pensionnaire.

4° Les élèves malades soignés à l'infirmerie deviendront l'objet d'une clinique particulière. A cet effet il y aura un cahier sur lequel on mentionnera non-seulement le régime et les prescriptions médicamenteuses ou autres, mais encore les observations du médecin sur l'état du malade. A sa sortie de l'infirmerie, un résumé de la maladie, et l'avis du médecin sur ses conséquences à l'égard des travaux intellectuels auxquels devra se livrer l'élève, seront inscrits sur le registre général du censeur et de l'infirmerie.

5° A la fin de chaque année scolaire, le médecin sera tenu de fournir un tableau statistique et raisonné de toutes les observations qu'il aura faites sur l'état hygiénique et sanitaire des élèves. Ce tableau restera déposé aux archives de l'établissement avec les registres généraux et les cahiers de l'infirmerie pour y être consultés au besoin.

6° Un médecin inspecteur sera attaché à chaque académie ; il fera deux inspections par an dans chaque collége royal de son ressort : la première en décembre, la seconde en mai. Il sera de plus aux ordres du recteur pour tout ce qui regarde l'hygiène des colléges communaux.

Avant la rentrée des classes, dans un travail envoyé à l'Université, il résumera tous les rapports des médecins des colléges. De sorte que, chaque année, l'Université pourra former une statistique, non-seulement intellectuelle, mais encore hygiénique et sanitaire de tous les élèves de ses établissements d'éducation, ce qui n'existe nulle part.

On conçoit tous les avantages de ces mesures dans l'intérêt des élèves et de leurs familles, dans celui du gouvernement et des communes, à cause des boursiers.

En effet la connaissance que le médecin acquerra de la constitution de chaque élève, lui permettra de la fortifier, si elle est faible, par tous les soins bien entendus qu'il lui prodiguera en temps opportun, souvent même sans que celui-ci les ait réclamés. Voilà une partie des avantages qu'en retirera l'éducation physique. Quant à l'éducation intellectuelle, elle y gagnera aussi ; car il en résultera plus de facilité pour certains élèves à en supporter le poids, moins d'interruption dans les études qu'elle prescrit, et cela par suite des rapports continuels du censeur avec le médecin.

Prouvons par quelques faits la vérité de ce que nous avançons :

Qu'un enfant bien portant éprouve, à l'époque
par exemple de la puberté, un sentiment de las-
situde, un dégoût pour le travail, qu'il a aimé
jusqu'alors ; soyons persuadé qu'il est le plus souvent sous une influence morbide qui paralyse
plus ou moins l'activité habituelle de son esprit.
Si le médecin ne l'a pas perdu de vue, averti de
cet état insolite par le censeur, il s'en empare,
l'enlève à ses travaux ordinaires, et par quelques
jours de repos ou d'un traitement hygiénique, il
le ramène à l'état normal ; tandis que, livré aux
seules forces de la nature, luttant contre une vo-
lonté louable qui l'excite à l'accomplissement de
ses devoirs, il se fût mis dans l'impossibilité de
supporter le poids d'un labeur journalier, et fût
tombé gravement malade.

Qu'un autre, d'une constitution délicate et
d'un tempérament nerveux, se livre à un travail
opiniâtre pour ne pas déchoir du rang où il s'est
élevé : ses efforts immodérés l'épuiseront bientôt.
Le médecin est là qui, prévoyant de tels faits,
s'est mis au courant de tout ce qui se passe, par
l'intermédiaire du censeur : il arrête à temps un
zèle dangereux que les professeurs ne sont que
trop portés à exciter, et par des soins bien entendus, il sauve à la fois et l'honneur et la santé
de l'élève.

Un boursier du gouvernement se rend digne

par son application de la faveur qui lui a été accordée; mais sa constitution l'expose à de fréquentes indispositions, souvent causées par l'âpreté du climat : le médecin a pris note de ces circonstances; il réclame pour lui un climat plus doux, plus chaud, plus en harmonie avec son état physiologique.

Ajoutez à cela les améliorations apportées dans l'hygiène d'une maison par une surveillance médicale, active et sagement organisée.

Mais que n'obtiendra-t-on pas plus tard de ces rapports annuels des médecins divisionnaires?... Que d'heureuses modifications ne suggèrerontils pas dans l'organisation matérielle ou même intellectuelle des établissements, et surtout dans le régime des infirmeries ?

C'est alors que, sans doute, on sentirait la nécessité de créer d'abord à Paris, ensuite dans des localités favorables pour chaque académie, un établissement spécial, dans lequel les soins intellectuels seraient complètement subordonnés aux soins hygiéniques, diététiques et médicaux, et cela à l'inverse de ce qui existe dans tous les colléges. Là seraient envoyés les élèves qui par la faiblesse de leur santé ne peuvent suivre avec fruit les travaux ordinaires de l'instruction universitaire sans compromettre plus ou moins leur existence.

Dans ces espèces d'instituts hygiéniques et médicaux on pourrait recevoir et faire participer aux bienfaits de l'instruction ces enfants condamnés pour la plupart à l'ignorance, parce que leur état d'infirmité les retient au sein de leur famille, où ils ne trouvent pas plus que dans tout établissement le genre de soins qui convient à leur position.

On a des écoles publiques pour l'enseignement des langues, des sciences et des arts, en un mot pour tous les genres de culture intellectuelle : la religion, l'humanité ont ouvert des asiles à toutes sortes d'infirmités du corps humain ; on n'a pas oublié cette déplorable maladie de l'esprit qui réduit le chef-d'œuvre de la création au sort de la brute ; et l'on abandonne comme incapables de recevoir aucune éducation sociale, tous ceux que les vices de l'organisation ou la faiblesse d'une constitution délicate éloignent jusqu'à présent de nos écoles ! Ainsi, tandis que les préceptes d'une sage hygiène indiquent ce qui convient à chaque état physique, aucune méthode amie de l'enfance ne nous apprend ce qu'il est permis d'enseigner à ces infortunés déjà frappés par la nature d'une sorte de réprobation ; ou plutôt la science leur sera à jamais interdite, et l'ignorance, cette lèpre dégoûtante de l'esprit, viendra s'ajouter à l'infirmité originelle du corps pour créer de vrais parias dans la société.

Arrivée à ce point, l'organisation universitaire serait à la hauteur de sa grande et belle mission, puisqu'il n'y aurait pas un seul individu, dans quelque condition hygiénique qu'il fût, qui ne pût profiter de ses bienfaits, et qu'elle serait en mesure de faire marcher de front avec une égale facilité l'éducation physique et l'éducation intellectuelle, toujours prête à porter rémède à tout accident capable de troubler l'une ou l'autre. Quel système, osons le prononcer, pourrait lui être comparé, soit parmi les anciens, soit parmi les peuples modernes les plus avancés en civilisation?

Telles sont les vues que nous croyons devoir proposer au gouvernement et dont la plupart sont immédiatement réalisables dans l'état actuel de l'Université. Nous les présentons, convaincus sinon de leur absolue nécessité, du moins de leur immense utilité.

Nous espérons, dans l'intérêt public, qu'elles seront accueillies avec bienveillance. On voudra bien nous considérer non comme des esprits inquiets, impatients de réformes, mais plutôt comme des hommes de conscience qui, ayant découvert et sondé certaines plaies, ont en même temps cherché les moyens de les guérir.

Que l'administration voie et juge!.... Nous croyons remplir un devoir en signalant une lacune et la possibilité de la faire disparaître. D'autres plus heureux et plus habiles compléteront notre œuvre : quoiqu'il en soit, ils nous trouveront toujours prêts à leur offrir le secours de notre zèle de notre expérience.

FIN.

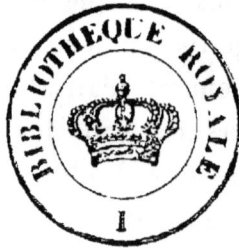